De Mãe para Filha

De Mãe para Filha

Inicialmente publicado nos Estados Unidos com o título:
MOTHER TO DAUGHTER: Shared Wisdom from the Heart

© 2005 by Melissa Harrison & Harry H. Harrison, Jr.

Edição portuguesa negociada
com a Workman Publishing Company, New York

Tradução: Marcelina Amaral
Capa e design do livro: Paul Gamarello
Ilustrações: Matt Wawiorka
Fotografia na Capa: Julie Gang
Impressão: Papelmunde – SMG, Lda.
Depósito Legal nº 228945/05

ISBN: 972-44-1233-4

Direitos reservados para língua portuguesa por
EDIÇÕES 70, Lda.
Rua Luciano Cordeiro, 123 – 2º Esqº - 1069-157 Lisboa / Portugal
Telefs.: 213190240 – Fax: 213190249
e-mail: edi.70@mail.telepac.pt

www.edicoes70.pt

Esta obra está protegida pela lei. Não pode ser reproduzida,
no todo ou em parte, qualquer que seja o modo utilizado,
incluindo fotocópia e xerocópia, sem prévia autorização do Editor.
Qualquer transgressão à lei dos Direitos de Autor será passível
de procedimento judicial.

Melissa Harrison &
Harry H. Harrison, Jr.

De Mãe para Filha

edições 70

Prefácio
....

"É uma relação mística"
Gigi

Tem surgido uma infinidade de livros sobre como construir a relação entre mãe e filha.

Mas muito poucos sobre como a acarinhar.

É disto que trata *De Mãe para Filha*.

A relação de uma mãe com a sua filha começa antes do princípio; de facto, começa na própria infância da mãe, pois a infância que teve determina aquela que irá proporcionar à sua filha.

Uma mãe ensina à filha como se deve sentir consigo mesma, como lidar com a pressão, como apreciar as alegrias da vida e vencer os medos. Ensina à filha como se comportar como uma senhora, quando ser encantadora, como se vestir, a importância de crer em Deus e como cuidar da filha que terá, mais tarde. Ensina à filha tudo o que sabe sobre como ser mulher, e depois desespera quando ela age como uma.

Tal como disse uma mãe, "criar uma filha é como criar uma flor. Damos o nosso melhor. Se fizermos bem o nosso trabalho, era floresce. E depois, vai-se embora".

Instintivamente, todas as mães sabem isto. Talvez o facto de se amar tanto alguém, alguém que é parte de nós, seja aquilo que torna especial a relação entre mãe e filha. As mães sabem que o amor é para sempre. E essa é uma lição que as filhas anseiam por transmitir.

As Cinco Chaves

1. Sê a mãe dela. Não a sua melhor amiga.
2. Deixa que viva os seus próprios sonhos. Não procures que ela viva os teus.
3. Sê uma mulher forte e confiante.
4. Sê uma boa esposa; estás a moldar as futuras relações dela com os homens.
5. Tem em conta que o objectivo não é seres para sempre o centro da vida dela, mas sim dares o trabalho por concluído.

Os Anos de Dependência

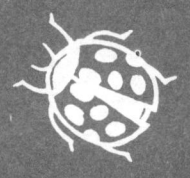

Os Anos de Dependência

4

Prepara-te para a mais íntima, explosiva e amorosa relação que algumas vez terás; exceptuando aquela que já tiveste com a tua mãe.

Os Anos de Dependência

5

Começa já a ser o género de mãe que sempre quiseste ser. Não esperes que ela faça 18 anos.

Os Anos de Dependência

6

Aceita o facto de que ela
é a menina do papá.
Desde o berço
que ela sabe isso.

Os Anos de Dependência

7

Tenta compreender que vais ter muita dificuldade para a deixar, quando regressares ao trabalho. Isso é perfeitamente normal.

Os Anos de Dependência

8

Não te esqueças que talvez tenhas de te levantar umas cinquenta vezes durante a noite. Mas só no princípio.

Os Anos de Dependência

9

Esquece que costumavas ter estilo e ser sensual. Hoje, já não podes sair de casa sem o carrinho de bebé, a mochila, a cadeirinha, as fraldas, os biberões, os peluches, e toalhetes para limpares as mãos.

Os Anos de Dependência

10

Começa desde cedo a criá-la para ser aventureira.

Os Anos de Dependência

11

Lembra-te de que mudar com êxito as fraldas de uma menina significa:
1. Que nada te suje a cara.
2. Que as tuas roupas fiquem limpas.
3. Que o teu olfacto ainda funciona.

Os Anos de Dependência

12

Tem sempre presente que tudo o que ela quer fazer, durante a maior parte da sua jovem vida, é aquilo que fazes.

Os Anos de Dependência

13

Decora os nomes das bonecas e dos peluches dela. Pede-lhe que te conte histórias sobre eles.

Os Anos de Dependência

14

Brinca com ela ao jogo das cócegas.

Fazer com que ela se ria será a tua principal ocupação. Conhecem-se banqueiros carrancudos que se puseram a fazer carantonhas em lugares públicos só para terem a recompensa de um sorriso.

Os Anos de Dependência

16

Está preparada.
As emoções das meninas
pequenas surpreendem
até as próprias mães.

Os Anos de Dependência

17

Estimula-a a começar cedo a carreira de pasteleira deixando-a polvilhar os bolos das festas com açúcar. Ela vai adorar. Pode até acontecer que acerte a pontaria.

Os Anos de Dependência

18

Não esqueças que como mãe a tua tarefa é decifrar se ela chora porque algo não está bem ou se apenas quer atenção. Os homens não são capazes.

Os Anos de Dependência

19

Ajuda-a a memorizar o nome completo dela e o endereço de casa. Isto é mais importante do que o abecedário.

Os Anos de Dependência

20

Deixa que ela te escove e penteie o cabelo.
E o do pai também.
Isso passa-lhe com os anos.

Os Anos de Dependência

21

Aprende as canções que ela canta na escola e cantem-nas juntas.

Os Anos de Dependência

22

Uma vez que conservaste as tuas Barbies para este preciso momento, deixa que ela brinque com elas durante... dez minutos.

Os Anos de Dependência

Faz com que descubra as alegrias do aspersor de rega no Verão. As meninas pequenas adoram chapinhar na água.

Os Anos de Dependência

24

Começa a poupar para
as aulas de dança.
E as lições de piano.
E para a ginástica.
E para a natação.

Os Anos de Dependência

Lembra-te que as tradições que agora respeitares serão transmitidas à filha dela.

Não te sintas culpada
por necessitares de algum espaço
para ti.
Contrata uma *baby-sitter*.

Os Anos de Dependência

27

Faz com que as festinhas dela sejam acontecimentos especiais; convida os peluches, come os doces que ela te oferece, põe leite e açúcar na tua chávena – e por aí fora.

Ensina-a a saltar à corda. Isso é muito útil quando precisas de chegar depressa a qualquer lado.

Os Anos de Dependência

29

Nunca permitas que duvide que a amas incondicionalmente.

Exibe os desenhos dela com o mesmo cuidado com que exibes os teus quadros.

Os Anos de Dependência

31

Impõe a ti própria não fazeres nada por ela que ela própria possa fazer – isso será vantajoso para ambas.

Lê para ela todas as noites;
os clássicos da tua infância,
e os preferidos dela.

Os Anos de Dependência

33

Observa a maneira como fala para as bonecas dela. E perceberás como falas com ela.

Ensina-a a ser um pouco mais amável do que o necessário.

Goza o momento. Respira fundo. Mostra-lhe que a mãe pode sentar-se no chão a descansar.

Volta e meia, vê se o irmão
mais novo ou o cão não
têm bâton, lantejoulas
ou estrelinhas brilhantes.

Diz-lhe que ela pode vir a ser o que quiser. Mas depois não lhe perguntes porque é que quer ser actriz ou médica ou soldado ou dona de casa.

Deixa pequenas mensagens amorosas na lancheira dela. Faz desenhos se ela ainda não souber ler.

Observa o que usam as *baby-sitters* dela. As raparigas mais velhas são os seus modelos da vida real.

Os Anos de Dependência

40

Abençoa os dias em que ela levanta os olhos e diz: "Adoro-te."

Os Anos de Dependência

41

Mostra-lhe como, mesmo aos quatro anos, um dia especialmente difícil pode ficar melhor com um banho de espuma.

Não tenhas receio de que uma relação menos feliz com a tua mãe signifique que o mesmo vá acontecer com a tua filha. Se os houve, sabes quais foram os erros.

Os Anos de Dependência

43

Liga a aparelhagem e mostra-lhe como se dança o *boogie-woogie*.

Os Anos de Dependência

44

Deixa que ela caia.
E deixa que se levante por si.
Isso ajuda-a a desenvolver
determinação.

Tens de perceber que ela saberá quando é a altura de tirar as rodinhas da bicicleta. (Isto será bem verdade durante toda a sua vida).

Não penses que fazer tudo bem vai eliminar choques e confrontos, lágrimas, acusações, explosões emotivas. De facto, muitas vezes isso só quer dizer que estás a fazer tudo bem.

Os Anos de Dependência

47

Compra-lhe também brinquedos de "rapaz", como estojos de química, de construções, carros em miniatura.

Os Anos de Dependência

48

Faz com que a hora de jantar seja sagrada. Todos devem estar presentes,
todos serão ouvidos.

Os Anos de Dependência

49

Arranja um grande saco de pipocas, senta-te ao lado dela e vê a *Cinderela* pela 63.ª vez.

Conta-lhe histórias da tua mãe e das tuas avós. Lembra-te de que as raparigas são portadoras da chama.

Os Anos de Dependência

51

Deixa-a escolher o tecido, e façam juntas vestidos para as bonecas. Se não souberes costurar, então ajuda-a a fazer vestidos de papel.

Não te excedas em elogios.
Ou deixarão de ter qualquer significado.

Reserva um cantinho do jardim só para ela, onde possa plantar girassóis, abóboras ou um tomateiro. A emoção será enorme quando comer qualquer coisa cultivada por ela.

Serás sempre surpreendida pelas várias fases por que vai passando. Mesmo que tenhas passado por elas.

Organiza um piquenique com ela, sozinhas. Mesmo que seja nas traseiras da casa.

Familiariza-a com
as maravilhas
e alegrias da biblioteca.

Faz gelados com ela.
O iogurte gelado é um
substituto aceitável.
O chocolate quente
é insubstituível.

Arranja-lhe uma arca com vestidos, chapéus, roupa de *cow boy* e jóias de princesa, para ela se mascarar. Ela (e os amigos) irá adorar.

Os Anos de Dependência

59

Se o pai alguma vez disser que ela está gorda, dá-lhe uma sova.

Ensina-a a trepar a uma árvore (e a descer), a deslocar-se em barras de ginástica, a dar um murro. Dá-lhe a entender que é forte.

Os Anos de Dependência

61

Escrevam poemas juntas e guardem-nos. Ambas vão gostar de os voltar a ler daqui a alguns anos.

Ela começará a ouvir falar dos perigos do álcool e drogas logo que for para a escola. Também é preciso que lhe fales disso.

Os Anos de Dependência

63

Leva-a ao mar.
Vai ser mágico.

Deixa-a pintar a cara com o teu bâton, pôr os teus brincos, e tropeçar com os teus sapatos de salto alto calçados. Mas lembra-lhe que não se usa pintura fora de casa até tu dizeres.

Ensina-a desde cedo a ter boas maneiras. E impõe-nas, mesmo aos treze anos.

Os Anos de Dependência
....
66

Manda-lhe postais quando fores de viagem.

Os Anos de Dependência

67

Ensina-a a ver o mundo sempre com olhos novos todas as manhãs.

Os Anos de Dependência

68

Deixa-a brincar com o teu computador; assim ela nunca se sentirá intimidada com ele.

Os Anos de Dependência

69

Ensina-a a reagir a reveses.
Servir-lhe-á de lição
para toda a vida.

Leva-a para o teu trabalho de vez em quando para que ela saiba aquilo que fazes. (Deixa-a ajudar-te e ela vai sentir-se *muito* importante).

Os Anos de Dependência

71

Não te esqueças que ela está sempre a observar-te: como cuidas da tua família, como lidas com a vida, como te ocupas dela.

Os Anos de Dependência

72

Mantém um diário sobre ela. E dá-lho quando fizer dezoito anos.

Nunca a faças sentir-se responsável pela tua raiva. A não ser que seja mesmo responsável por ela.

Elogia-a pelas suas capacidades e acções, não pela aparência dela.

Os Anos de Dependência

75

Não penses que pelo facto de ela começar a ir para a escola o ritmo da tua vida vai abrandar. A Associação de Pais chama por ti.

Lembra-te de que o segredo para teres com ela conversas cândidas e profundas na adolescência é começares já a ter essas conversas.

Tem presente que o forte da maioria das raparigas é a leitura e comunicação verbal.
Mas familiariza-a com *puzzles*, jogos de paciência e estratégia, como o xadrez.

Os Anos de Dependência

78

Cria uma regra:
Não há choraminguices.

Os Anos de Dependência

Quando ela andar pelos sete anos, começará a notar aquilo que as pessoas *têm*. Ensina-a a dar mais importância àquilo que as pessoas *são*.

Os Anos de Dependência

80

Prepara-a para as rivalidades que vai enfrentar na escola; em geral, isso acontece absurdamente cedo.

Os Anos de Dependência

81

Não aceites a ideia de que as meninas de oito anos podem ter as barrigas ao léu, as pernas expostas e os lábios pintados.

Os Anos de Dependência

82

Faz com que comece cedo
a praticar um desporto.
Depressa será capaz de dar um
bigode aos rapazes.

Os Anos de Dependência

83

Lembra-te de que as meninas podem ficar obcecadas com o conceito de "justiça", porque têm calculadoras a trabalhar nas suas cabeças durante 24 horas.

Os Anos de Dependência

Até aos dez anos, ela não se discutirá contigo por causa do telefone. Mas nessa altura será cada mulher por si.

Os Anos de Dependência

85

Compra-lhe um diário.
Com uma fechadura
e respectiva chave.

Não esqueças que uma das tuas tarefas mais importantes é transmitir-lhe o sentimento de si mesma; e ajudá-la a definir quem é, de modo a que mais ninguém o faça mais tarde.

Lembra-te de lhe dizeres que é bonita. Por dentro e por fora.

Os Anos de Dependência

88

Cola palavras difíceis na porta do frigorífico. E utiliza-as nas vossas conversas.

Os Anos de Dependência

89

Façam bolos juntas. Recheio de *chantilly* e chocolate fica sempre bem. Ela vai adorar.

Os Anos de Dependência

90

Oferece-lhe assinaturas das revistas que ela costuma ler.

Lembra-te de que se ela confiar que a mãe está do seu lado em situações de crise, irá aprendendo a enfrentá-las sozinha.

Evita começar a usar o pronome "nós", como "nós estamos na equipa de voleibol", "nós estamos no grupo coral". Isso significa que "nós" estamos a ficar doidas.

Os Anos de Dependência

93

Para vestidos para ocasiões especiais, vai com ela às compras. Resiste à tentação de comprar vestidos iguais.

Os Anos de Dependência

94

Dêem grandes passeios no campo.
Explorem prados e ribeiras.
Sentem-se à luz das estrelas e
descubram as constelações.
Incute-lhe o amor pela natureza.

Os Anos de Dependência

95

Ensina-a a escrever bilhetes de agradecimento.
Para tudo.

Os Anos de Dependência

96

Cria a tradição de mãe, filhas e avós se juntarem uma vez por ano numa pastelaria chique para tomar um chá.

Os Anos de Dependência

97

Ajuda-a a desfrutar o facto de ser menina. Há tempo de sobra para ser uma jovem.

Os Anos de Dependência
....
98

Ensina-a a não exagerar.

Os Anos de Dependência

99

Toma consciência de que falar ou brincar com a tua filha é mais importante do que a limpeza da casa ou fazer o jantar.

Nos recitais do grupo musical, nas peças da escola, ou nos jogos de turma, oferece-lhe um ramo de flores.

Os Anos de Dependência

Tem sempre presente que as meninas de onze anos são extremamente ciumentas. Não só de outras meninas, mas também dos rapazes.

Os Anos de Dependência

102

Tens de perceber que ela vai ganhando confiança sempre que faz qualquer coisa fora da sua zona de conforto.
E que tem êxito no que faz.

Diz-lhe que tu e ela podem discordar ou até, por vezes, brigar. Mas que a amarás sempre, aconteça o que acontecer.

Goza cada momento em que ela queira estar contigo. O relógio não pára.

Os Anos
Difíceis

Os Anos Difíceis

106

Toma consciência de uma das mais cruéis ironias da vida: muitas meninas entram na puberdade mais ou menos na mesma altura em que as mães entram na menopausa.

Os Anos Difíceis

Está preparada. As meninas mais amorosas e delicadas do 7.º ano muitas vezes metamorfoseiam-se em criaturas desagradáveis, bruscas e mal-humoradas que não querem nada com as famílias.

Os Anos Difíceis

108

Garante-lhe que não tem importância nenhuma que ela seja mais alta dez centímetros do que os rapazes.
Eles vão apanhá-la.

Os Anos Difíceis

109

Aceita simplesmente que num momento ela não te largue, para logo a seguir te afastar.

Os Anos Difíceis

110

Agora já tens alguém com quem dar umas voltas. Deixem o pai resmungão em casa.

Os Anos Difíceis

111

Incentiva-a a passar algum tempo com a avó. Por alguma estranha razão, vão dar-se muito bem.

Explica-lhe que nenhum perfume deve obrigar a família a levantar-se da cadeira ao pequeno almoço.

Cria um clube do livro mãe/filha
com outras mães e filhas.
Escolham à vez, mas lembra-te
de que também tens de ler aquilo
que ela escolher.

Os Anos Difíceis

114

Dá-lhe alguma folga.
Deixa-a aprender com os erros
enquanto as paradas não
forem muito altas.

A partir do momento em que esteja na escola secundária, aceita que ela não queira que saibas tudo o que lhe vai na cabeça. E, na verdade, também não deverás querer saber.

Ajuda-a a identificar os pontos fortes dela. E também a fortalecer os seus pontos fracos.

Diz-lhe que os miúdos muito giros da sua idade que ela vê nos programas de televisão na realidade não existem.

Impõe três regras muito cedo:
Não há olhares de enfado.
Não se bate com as portas.
Respeito mútuo.

Lembra-lhe que deve respeitar os professores. Eles são a chave para muitas recompensas, distinções e recomendações.

Os Anos Difíceis

120

Emprega o tempo que passas com ela fazendo não só aquilo que te interessa, mas também o que lhe interessa.

Compreende que, nas raparigas, a independência habitualmente começa no cabelo. Pergunta a ti própria que importância tem, na realidade, se for azul?

Haverá alturas em que te sentirás a mãe do ano. E outras em que sentirás que lhe falhaste.
Na mesma conversa.

Os Anos Difíceis
....
123

Faz com que ela e o pai passem tempo juntos. Ambos precisam um do outro.

Não te sintas culpada por seres a mãe abelhuda que quer sempre saber se há outros adultos na casa dos amigos dela. Isso evitará problemas.

Os Anos Difíceis

125

Diz-lhe sempre, quando for caso para isso, que está a ir bem.

Lembra-lhe que nenhuma de vocês tem sempre razão.
Mas que a mãe és sempre tu.

Os Anos Difíceis

127

Uma vez por mês, organiza com ela uma noite de raparigas – uma noite em que pintem os dedos dos pés, riam, vejam programas de televisão patetas, e se divirtam.

Por vezes, terás preocupações com o facto de ela não se integrar. Contudo, e apesar dos teus esforços, apoio e conselho, isso está fora
do teu controlo.

Os Anos Difíceis

129

Encoraja-a a bater o pé aos valentões. Começa cedo este trabalho.

Ensina-lhe que a última razão para não tentar realizar uma coisa é o medo de que possa não a fazer bem.

Os Anos Difíceis

131

Pergunta-lhe qual a cor que gostaria de ver no quarto dela. E passem o fim de semana a pintá-lo juntas.

Os Anos Difíceis

132

Não permitas que os seus humores dominem a casa. De contrário, o ambiente será de loucos.

Os Anos Difíceis

133

Não esperes que as notas dela caiam para te tornares o polícia dos trabalhos de casa. Se possível, acompanha-os todos os dias.

Os Anos Difíceis

134

Lembra-te que nos dias de hoje muitas raparigas têm *demasiadas* ocupações fora da escola.

Na escola secundária terás uma ideia com que tipo de miolos Deus dotou a tua filha. E de que modo ela os está a usar.

Os Anos Difíceis

Incentiva-a a fazer uma boa acção todos os dias.

Os Anos Difíceis

137

Lembra-te de que até
a Madre Teresa daria em maluca
se tivesse uma filha
em idade de frequentar
a escola secundária.

Se o ânimo a abandonar momentaneamente, ajuda-a a recuperar.

Os Anos Difíceis

139

Não entres em pânico
se ela quiser usar um fio dental
aos treze anos.

Oferece-te como voluntária na escola – para acompanhar um baile, pintar cenários de uma peça, ajudar na biblioteca. É uma maneira excelente de participares na vida da tua filha.

Os Anos Difíceis

141

As adolescentes podem ser muito cruéis. Está presente se os sentimentos dela forem feridos.

Permite que ela tenha algum controlo sobre o rádio do carro, mesmo que os teus ouvidos protestem. Tenta não fazer comentários acerca da música de que ela gosta. A sério, tenta.

Os Anos Difíceis

143

Muitas meninas traquinas acabam por se tornar filhas recatadas, e vice-versa.
É assim que as coisas são.

Respeita os seus desejos de privacidade. Explica ao pai porque é que a filha precisa de estar fechada no quarto noventa e sete horas.

Os Anos Difíceis

145

Nunca te esqueças de que, mesmo na mais saudável das relações entre mãe e filha, a rebelião está sempre à espreita. Abraça-a, reza por ela, e aguarda que tudo volte ao normal.

Lembra-lhe que as raparigas que agem de modo idiota para chamar a atenção dos rapazes atraem rapazes idiotas.

Se ela não tiver televisão ou computador no quarto, ser-lhe-á mais fácil estudar – e dormir.

Há vantagens em fazer de motorista: as adolescentes falam sem parar no banco de trás.
De tudo.

Quando por vezes as palavras falham por completo, pequenos gestos amáveis como um bilhetinho ou um desenho engraçado lembram-lhe que a Mãe realmente se importa.

Os Anos Difíceis

150

Lembra-te de que um telemóvel pode ser um salva-vidas quando começares a deixá-la no centro comercial, no concerto ou no estádio.

Diz-lhe que as meninas verdadeiramente inteligentes ouvem mais do que falam. Mas também sabem quando devem falar.

Não alimentes rancores.
Estás a ensiná-la a fazer
o mesmo.

Nunca cometas o erro de pensar que se fizeres um pouco mais por ela, ela vai ficar feliz para sempre, como que por magia.

Os Anos Difíceis

154

Ensina-lhe a arte de discordar sem ser desagradável. Isso levá-la-á longe na vida.

Tens de perceber que não podes saber o suficiente acerca dela na sua idade: para onde vai, com quem vai, o que estão a fazer, com quem se encontram, quando regressam a casa.

Disciplina naquilo que é importante para ela: o telefone, o desporto, a dança, os amigos. Tudo não é de mais no amor e quando se cria uma filha.

Os Anos Difíceis

157

Lembra-te que a quantidade de coisas que ela te conta tem tudo a ver com o modo como reages. Se te exaltares e a repreenderes por tudo e por nada, fechar-se-á na sua concha.

Os Anos Difíceis

158

Não te esqueças que na escola secundária tudo é competição – amigos, popularidade, notas, vestuário. Ela está sob grande pressão.

Continua a acarinhá-la.

Participem ambas numa angariação de fundos para a pesquisa do cancro da mama. Deixa que ela descubra o poder de milhares de mulheres juntas por uma causa.

Nunca permitas que ela ache que "pois, pois", "estou-me nas tintas", é maneira de conversar.

Os Anos Difíceis

162

Não te esqueças que és para ela um mistério tão grande como ela é para ti.

Os Anos Difíceis

Muitas raparigas acham que é mais seguro atirar para cima da mãe as suas frustrações. Diz-lhe, de forma carinhosa, que para isso não serves.

Os Anos Difíceis

164

Ensina-a a caminhar com saltos altos sem andar aos tropeções.

Tira-lhe fotografias mesmo que ela se queixe "Mãe, não!". Mais tarde vai agradecer-te por o teres feito.

Os Anos Difíceis

166

Insiste em que tome parte nas tradições de família. Por sua vontade.

Os Anos Difíceis

167

Impõe as tuas regras, mantém elevados os teus padrões, mas diz-lhe sempre que a amas.

Os Anos Difíceis

168

Lembra-te de que ela precisa no mínimo de oito horas de sono diárias. Impõe o toque a recolher.

Os Anos Difíceis

169

Durante um dia, tenta não a criticar ou corrigir.

Faz com que ela participe em trabalho voluntário na vossa comunidade. A ideia é fazer com que ela pense nos outros.

Os Anos Difíceis

171

Aceita que tudo o que fazes
vai criar embaraços à tua filha.
Especialmente se fores
uma boa mãe.

De quando em quando, pega-lhe nas mãos, olha-a nos olhos, e diz-lhe que ela é a filha que sempre desejaste.

As Raparigas
&
a Beleza

Para alguns pais, o batôn de cieiro já
é maquilhagem. Para outros,
só o batôn e o verniz para as unhas.
A mãe és tu, tu é que decides.

As Raparigas & a Beleza

175

Explica ao pai dela que a maior parte das raparigas começa a furar as orelhas por volta dos dez anos. (Ele achará que vinte seria mais apropriado).

As Raparigas & a Beleza
....
176

Faz com que ela perceba que não precisa da maquilhagem ou do cabelo pintado de cores vivas para ser bonita.

Deixa-a usar aquilo de que ela mais goste. Se não houver nada de moralmente incómodo para ti, fecha os olhos, mesmo que não seja o teu "estilo".

Mostra-lhe fotografias tuas do tempo em que usavas óculos de marrona, com um penteado e roupas horríveis.
Para o gosto dela, pelo menos.

As Raparigas & a Beleza

179

Concede-lhe a liberdade de vestir aquilo de que goste, apesar dos ditames da moda.

As Raparigas & a Beleza

Incentiva-a a elogiar a roupa das outras raparigas.
Com sinceridade.

As Raparigas & a Beleza

181

Se ela não vê problema com o comprimento das saias ou dos calções, sugere que a mostre ao pai.

Explica-lhe quais as técnicas dos penteados, das operações plásticas e dos milagres que fazem os maquilhadores, que realçam a beleza "natural" das estrelas de cinema que ela vê nas revistas.

As Raparigas & a Beleza

Diz-lhe que não há sapato
no mundo que justifique que a
mulher faça uma cirurgia
ao pé para o poder usar.

As Raparigas & a Beleza

Mostra-lhe como se pode vestir de modo a parecer que usa roupas caríssimas comprando-as em saldos. Virá o dia em que isto lhe será muito útil.

As Raparigas & a Beleza

185

Quando as tuas roupas começarem
a desaparecer dos armários,
ficarás agradavelmente surpreendida
por verificares
que eram suficientemente
bonitas para ela as usar.

Ensina-lhe que os verdadeiros
segredos da moda são a postura
e o equilíbrio, a voz e a fala,
as boas maneiras e o estilo;
e que estes segredos estão
ao alcance dela.

As Raparigas & a Beleza

187

Se a pele dela é um problema, não hesites em levá-la a um dermatologista.

Tem em consideração que seja o que for que a tua filha use, o pai vai perguntar-te: "Achas bem que ela use aquilo?"

Está preparada: ela vai comparar as suas roupas com as das outras raparigas. E quererá integrar-se, não destacar-se.

As Raparigas & a Beleza

Não te esqueças: mesmo que a pele dela esteja uma lástima, que tenha de usar óculos de lentes grossas, que cabelo seja uma desgraça – ainda assim ela tem necessidade de pensar que é uma pessoa bonita.

As Raparigas & a Beleza
....
191

Certifica-te de que ela percebe que não deve tentar roubar nas lojas. A quantidade de raparigas que pensa que não será apanhada é impressionante.

Se for preciso, diz-lhe afectuosamente que usar tamanhos mais pequenos não fará com que fique mais esguia.

As Raparigas & a Beleza

Para compreenderes bem a diferença de gerações, faz uma visita a uma das lojas "dela"; sabe-se de mães que tiveram visões nesses locais.

No oitavo ano, ela e as amigas já deverão ser suficientemente responsáveis para ir às compras sozinhas. Desde que alguém tenha um telemóvel.

Quando ela começar a fazer compras sozinha, lembra-lhe que a mãe se reserva o direito de aprovação final. Prepara-te para devolver uma data de coisas.

Aceita que a tua filha possa ter um bom gosto nato, e tenha um melhor sentido de estilo do que tu.

As Raparigas & a Beleza

Lembra-te que serás convidada para ir às compras sempre que se apresente uma ocasião mais formal. Diverte-te!

Admite dar-lhe um cartão de crédito válido para compras na sua loja favorita, com um limite mensal. O que for acima disso, terá que o ganhar.

As Raparigas & a Beleza
....
199

Lembra-te que a importância
que ela atribuir às marcas é
directamente proporcional
a quem vai pagar.

Explica-lhe que a verdadeira beleza não é um corpo esguio ou um cabelo brilhante. Ser bela por dentro é que é verdadeiramente importante.

As Raparigas & a Beleza

201

Se ela te disser que o teu corte de cabelo não está bem, que as tuas roupas deixam a desejar, que as tuas calças têm que ser postas de lado, isso significa que está a tentar ajudar-te a pareceres da idade dela. Resiste.

As Raparigas & a Beleza

Diz-lhe que por vezes é bom tirar os sapatos e andar de pés descalços. Mesmo em vestido de gala.

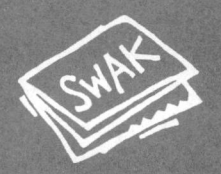

Raparigas
&
Outras
Raparigas

SWAK

Lembra-te: tudo o que ela aprender acerca de confiar noutras mulheres começa contigo.

Raparigas & Outras Raparigas

Ensina-a desde muito cedo a não deixar que outras raparigas definam aquilo que ela é.

Raparigas & Outras Raparigas

Lembra-lhe que fazer pouco dos amigos é meio caminho andado para a solidão.

Incentiva-a a fazer amigos na escola, no ginásio, na igreja, na vizinhança, de modo a ter amigos de origens diferentes.

Lembra-te que uma das situações
mais difíceis para uma mãe
é quando a filha está fora
com as amigas e amigos.

Raparigas & Outras Raparigas

209

Explica-lhe que as raparigas estouvadas são (durante algum tempo) populares. Mas a estouvada nunca deve ser ela.

Se ela estiver a ser marginalizada,
dedica-lhe o máximo do tempo
que puderes – em fins-de-semana,
noites, programas, viagens.

Raparigas & Outras Raparigas

211

Explica ao pai dela que contratar um guarda-costas não é opção.

Ensina-lhe que uma colega que diz
"Se falares com ela
não sou tua amiga",
nunca será uma verdadeira amiga.

Fala-lhe do teu encontro com
a tua turma do tempo do liceu.
Alguns dos colegas hoje mais
bem sucedidos eram desconhecidos
quando andavam no liceu.

Ensina-lhe que uma amiga, ou um amigo, é alguém com quem ela pode partilhar os seus êxitos,
e que se sentirá genuinamente feliz por ela.

Lembra-lhe que beleza, dinheiro ou popularidade não a protegem da futilidade. Mas a bondade pode ajudar.

Não percas as estribeiras por causa das raparigas estouvadas, nem desates a telefonar às mães, aos professores, ao conselho directivo. É nessa altura que a tua filha deixa de falar contigo.

Faz com a tua casa se torne o ponto de encontro, com refrigerantes, aperitivos e filmes, onde os amigos dela são sempre bem-vindos.

Ensina-a a relacionar-se com outras mulheres, e ter-lhe-ás dado uma das melhores prendas da vida.

Não te esqueças de que ela pode não querer falar contigo, mas as amigas muitas vezes querem. Pergunta à vontade.

Raparigas & Outras Raparigas

220

Ensina-lhe que a pessoa verdadeiramente amiga nunca é esquecida.

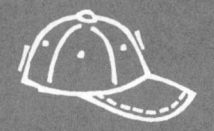

Raparigas
&
Rapazes

Diz-lhe por que decidiste casar com o pai dela. E depois conta-lhe o resto da história.

Começa cedo a conversar com ela acerca do que esperas dela, dos teus valores e dos teus princípios. Se esperares que ela chegue ao 10º ano, já esperaste tempo de mais.

Tem sempre presente que há *dois* temas verdadeiramente importantes nas conversas que tiveres com a tua filha. Antes da "conversa sobre rapazes", há "o que se passa com o corpo."

Ela pode trazer à baila a "conversa sobre rapazes" em qualquer lado. Por exemplo, no regresso a casa do jogo de vólei. Não te esquives.

Aprende o calão dela. "Andar" com um rapaz na escola secundária pode querer dizer que ela fala com ele nas aulas de Física.

Acredita que ela tem de conhecer os factos por teu intermédio. As amigas são poços de desinformação.

Sabes bem que a música de hoje, a televisão, as revistas e os filmes promovem um estilo de vida centrado no sexo. Faz com que os valores dela não sejam esses.

Raparigas & Rapazes

229

Lembra-te que os rapazes aparecem nas festas das raparigas.
Está preparada.

Também não te esqueças que só uma rapariga de catorze anos veria alguma coisa de atraente num rapaz da mesma idade.

Raparigas & Rapazes

231

Faz com que ela saiba que te pode contar tudo. Nesta idade, quanto menos segredos melhor.

Se ela usar roupas que chamem a atenção dos rapazes para o rabo dela, é isso que acontece.
E depois?

Raparigas & Rapazes

233

Não tenhas insónias pelo facto de a tua filha não ter um namorado. Vive a tua vida.

Raparigas & Rapazes

234

Ensina-lhe que nenhum homem vale a traição a outra mulher.

Lembra-te: mesmo que ela tenha tomado a decisão de adiar a experiência sexual, deves continuar a falar-lhe do assunto.

Raparigas & Rapazes

236

Tem cuidado ao avaliar um rapaz pelo seu aspecto. Procura antes saber alguma coisa sobre ele.

Ensina-lhe como *esperar* ser tratada por um homem. Assim ela saberá quando não está a ser bem tratada e não o vai tolerar.

Diz-lhe que procure encontrar um rapaz que respeite os sentimentos religiosos dela.

Adverte-a dos perigos das "relações" *on-line*. Ela tem de saber que nunca deve divulgar informações reais ou acreditar em aparências.

Não a pressiones para namorar só pelo facto de poder vir a ser mais popular.

Raparigas & Rapazes

241

Na tua voz mais doce, dá a saber aos namorados dela que será melhor para todos que a tua filha chegue a casa a horas, contente e feliz.

Não te "apaixones" por nenhum dos namorados dela. Porque ela não está apaixonada.

Raparigas & Rapazes

243

Incentiva-a a convidar os namorados para jantar em vossa casa.

Raparigas & Rapazes

244

Encoraja-a a apreciar o cavalheirismo quando o encontrar.

Raparigas & Rapazes

245

Diz-lhe que precisa de decidir quais são os seus limites antes do calor do momento. Porque depois não há limites.

Explica-lhe que os homens acham sempre que precisam de dar conselhos. Eles não têm culpa, coitados. Estão geneticamente programados assim.

Raparigas & Rapazes

247

Mantém-te afastada da vida amorosa dela. Nunca dês a um rapaz que não conheças o número de telefone da tua filha.

Lembra-lhe que as reputações são frágeis. E que nos seguem por toda a parte.

Mantém o pai informado. E não hesites em convocá-lo quando os casos ficarem mais sérios.

Raparigas & Rapazes

250

Quando um rapaz lhe despedaçar o coração, curiosamente, também o teu ficará em pedaços.

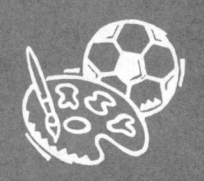

Raparigas
&
Actividades
Extracurriculares

Faz com que ela se interesse por desporto desde cedo. Mesmo que nunca tenhas praticado nenhum. Isso vai influenciar o seu bem-estar físico, mental e moral para o resto da vida.

Raparigas & Actividades Extracurriculares

253

Lembra-te de que tudo é mais competitivo hoje do que era quando tinhas a idade dela. Tudo.

Encoraja-a a experimentar actividades diferentes. Mas não invistas montes de dinheiro em nenhuma até que ela tenha demonstrado uma preferência clara.

Raparigas & Actividades Extracurriculares

255

Joga futebol ou basquetebol ou ténis com ela. Mesmo que sejas um zero à esquerda.

Raparigas & Actividades Extracurriculares

Eis o que significam explicações:
1. Custam uma fortuna.
2. Outras raparigas estão a recebê-las.
3. De qualquer modo, a tua filha pode sempre desistir dentro de três anos.

Raparigas & Actividades Extracurriculares

257

Não confundas os teus sonhos com os dela. Talvez ela não queira ser a mais popular.

Raparigas & Actividades Extracurriculares

258

Treina a equipa dela se conheceres bem o jogo; senão, apoia-a da bancada.

Raparigas & Actividades Extracurriculares

259

Sê uma das mães que vão
aos jogos das filhas.
É uma vida em cheio.

Raparigas & Actividades Extracurriculares

Lembra-te de que as adolescentes se definem pelas suas actividades: "Ela faz parte do coro, é ginasta, monta a cavalo."

Raparigas & Actividades Extracurriculares

Se tomares os insucessos dela mais a peito do que ela própria, não estarás a ajudar.

Explica-lhe que o pai se pode sentir subitamente irritado pela urgência dela em pintar a barriga, o carro, a cara, com as cores da equipa. É assim que os homens pensam.

Raparigas & Actividades Extracurriculares

Mantém a calma na altura dos testes dela. Ela não se pode preocupar contigo *e* com o seu desempenho.

Tem sempre presente que os testes podem ser difíceis quer para as mães, quer para as filhas.
E para os pais.
E até para os irmãos.

Raparigas & Actividades Extracurriculares

265

Não lhe dês um sermão se ela perder. Dá-lhe antes um abraço e uma pizza.

Raparigas & Actividades Extracurriculares

É perfeitamente normal estares acordada à 1 da manhã depois dela decidir não se inscrever no grupo de dança da escola, e perguntares: "Para que é que gastámos este dinheiro todo?" Mantiveste-a activa, graciosa, e de boa saúde.

Raparigas & Actividades Extracurriculares

267

Não te esqueças que tudo
isto é extracurricular.
As notas estão primeiro.

Raparigas & Actividades Extracurriculares
....
268

Compreende que os desportos
de competição femininos são
implacáveis, maliciosos, caros,
por vezes sangrentos e muitas vezes
humilhantes; tal como a vida.

Certifica-te de que os treinadores sabem o que estão a fazer.
Depois deixa-os trabalhar.

Raparigas & Actividades Extracurriculares

Ensina-a a vencer com honra.
E a perder com elegância.

As Raparigas
&
o Dinheiro

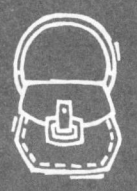

A despeito do que ela te possa dizer, tudo aquilo de que necessita é de alimentação, vestuário, protecção e amor.
O resto é tempero.

As Raparigas & o Dinheiro
....
273

Ensina-a a orçamentar os seus gastos. Mesmo quando a mesada dela é somente de alguns euros.

Lembra-lhe que foi abençoada por Deus.
E que tem de retribuir com alguma coisa.

As Raparigas & o Dinheiro

275

Explica-lhe que se alguma vez emprestar dinheiro a uma amiga arrisca-se a perder ambos.

Desafia-a a calcular as gorjetas nos restaurantes, o IVA nas compras, a percentagem dos descontos nos saldos, para avivar as capacidades dela na matemática e também lidar melhor com o dinheiro.

As Raparigas & o Dinheiro

277

Ensina-a a fazer compras nos saldos.

As Raparigas & o Dinheiro

278

Ensina-a a negociar... a compra de um carro, um aumento de ordenado, um desconto, a compra de uma casa.

Estimula-a a arranjar um trabalho de verão que lhe interesse, quer seja a tratar de animais, ou numa loja de pronto-a-vestir. Ganhará dinheiro *e* experiência.

Avalia com ela os custos da universidade e o impacto das bolsas de estudos e isenções de propinas à luz da própria situação financeira da família.

As Raparigas & o Dinheiro
....
281

Ensina-a a ter sempre um saldo zero nos cartões de crédito dela.

Dá-lhe lições úteis sobre dinheiro. Explica-lhe como manter o saldo no livro de cheques, os perigos de gastar mais do que se tem, a importância de poupar.

As Raparigas & o Dinheiro

Se ela te disser que todas as amigas
usam malinhas de 400 euros e
que também quer ter uma, sorri,
dá-lhe um abraço, e entrega-lhe
a secção de anúncios
"empregados precisam-se".

Lembra-lhe que deve sempre gastar menos do que poderia. E restituir mais do que deveria.

As Raparigas & o Dinheiro

285

Ajuda-a a investir numa conta-poupança quando chegar ao secundário. Nunca se é novo de mais para iniciar um planeamento financeiro.

As Raparigas & o Dinheiro

286

Ensina-a a nunca ter medo de enfrentar e lidar com dificuldades financeiras.

As Raparigas & o Sucesso

Lembra-te que as raparigas cujos pais têm expectativas altas para elas também têm altas expectativas para si próprias. É assim que funciona.

As Raparigas & o Sucesso

289

Acompanha-a no aperfeiçoamento dos estudos. De que outro modo poderá ela aprender?

Ajuda-a a compreender o que significa ter êxito. Tu e ela devem saber a resposta... em pormenor.

As Raparigas & o Sucesso
....
291

Não esqueças que só lhe podes proporcionar a oportunidade.
O resto é com ela.

Recorda-lhe que o caminho para o êxito exige muitas vezes um companheiro de equipa.

As Raparigas & o Sucesso

Nunca a deixes esquecer
que a única coisa que pode
controlar na vida
é a cabeça dela.

As Raparigas & o Sucesso

294

Inicia-a na arte
da conversação,
que a levará longe na vida.

As Raparigas & o Sucesso

Fala-lhe das primeiras impressões: as que teve sobre outras pessoas, e as que outras pessoas poderão ter sobre ela.

As Raparigas & o Sucesso

296

Nunca queiras ficar com os louros pelos êxitos dela. Nem arcar com as culpas pelos desaires que possa ter.

Atribui-lhe responsabilidades antes de ela atingir a idade adulta. Claro que cometerá erros, mas haverá alturas em que te impressionará.

Ensina-lhe que o entusiasmo
é uma das maiores
dádivas da vida –
e que se pode aprender.

As Raparigas & o Sucesso

299

Faz com que ela saiba que pode ter êxito e ao mesmo tempo ser amável e atenciosa.

Lembra-te de que algumas das pessoas que mais êxito tiveram na vida, muitas vezes tiveram que enfrentar contrariedades porque o comodismo não era opção.

As Raparigas & o Sucesso

301

Ensina-lhe que as mais completas das mulheres são aquelas que são independentes.

Haverá alturas em que ela dirá que a vida é injusta. Explica-lhe que nunca foi um dado adquirido que a vida fosse justa.

As Raparigas & o Sucesso

303

Mostra-lhe como pedir aquilo
de que necessita;
e depois a aceitar o desfecho.

Inevitavelmente, perdem-se jogos, as eleições não têm o resultado desejado. Não a deixes desanimar quando as coisas ficam feias. Encoraja-a a desenvolver algum espírito de luta.

As Raparigas & o Sucesso

305

Diz-lhe que o resultado final é
que importa,
não o lugar de partida.

As Raparigas & o Sucesso

Lembra-lhe que quando for mais velha, as raparigas mais novas vão olhar para *ela* como um modelo de comportamento.

As Raparigas & o Sucesso

Nunca esqueças que a maior barreira ao sucesso dela pode ser uma postura demasiado crítica da tua parte.

Ensina-lhe que é a vontade de aceitar a responsabilidade pela vida de cada um que distingue as mulheres das raparigas.

Raparigas
&
Espiritualidade

Raparigas & Espiritualidade

310

Diz-lhe que Deus a criou como resposta às tuas preces.

Encoraja-a a fazer escolhas acertadas. Porque até decisões aparentemente insignificantes podem ter as maiores consequências.

Raparigas & Espiritualidade

312

Diz-lhe que descubra dez coisas boas por dia. Vinte, nos dias maus.

Raparigas & Espiritualidade

Introduz Deus cedo na vida dela. Não esperes pelo secundário e teres então que insistir para que vá à igreja todas as semanas.

Raparigas & Espiritualidade

314

Ensina-a a falar com Deus durante o dia: quando as coisas ficarem feias,
e quando tudo estiver bem.

Raparigas & Espiritualidade

315

Não te esqueças
que não podes falar à tua filha sobre
Deus se tu própria não tiveres
uma relação com Ele.

Lembra-te que falar sobre Deus não é diferente de lhe falar sobre sexo. Não é tudo de rajada. O que importa é a maneira como vives a tua vida de todos os dias.

Raparigas & Espiritualidade

317

Partilha com ela as tuas experiências mais místicas. Sempre.

Não a deixes virar as costas às coisas abençoadas da vida. Ensina-a a manter-se nesse caminho.

Raparigas & Espiritualidade

Ensina-lhe que Deus dá a todos nós dons diferentes. O que importa é o modo como os utilizamos.

Deixa-a perceber que te dás desinteressadamente: não o teu dinheiro, mas o teu tempo, a tua paciência, o teu amor.

Raparigas & Espiritualidade

321

Incentiva-a a rezar pelas pessoas com quem tem conflitos. Um dia pode ser contigo.

Enche a tua casa de calor, amor e alegria, e verás que também fica cheia com ela e com os amigos.

Raparigas & Espiritualidade

323

Diz-lhe que alguns dos problemas mais complicados da vida não têm respostas fáceis.

Tens de lhe lembrar que Deus tem um plano. E talvez não seja de fazer dela uma *top model*, mas algo ainda mais especial.

Raparigas Mais Velhas

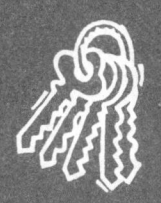

Raparigas Mais Velhas

326

Está preparada, não só para os rapazes que trará a casa, mas também para as raparigas. Talvez venhas a preferir os rapazes.

Raparigas Mais Velhas

327

Sufoca-a de amor.
Não de conselhos.

Raparigas Mais Velhas

328

Não permitas que ande a choramingar pelos cantos da casa. Anima-a, diz-lhe para enfrentar o mundo.

Raparigas Mais Velhas
....
329

Mantém o ânimo.
A tua verdadeira filha
há-de voltar.

Raparigas Mais Velhas

330

Ensina-a a responder a insultos com classe.

Raparigas Mais Velhas

Determina o que não é negociável na condução: o cinto de segurança, o limite de velocidade, a tolerância zero para o álcool e, se ela conduzir o teu carro, qualquer bugiganga pendurada no espelho retrovisor.

Raparigas Mais Velhas

332

Mostra-lhe como se enche o depósito sem derramar gasolina nos sapatos.

Raparigas Mais Velhas
....
333

Lembra-lhe, se for necessário, que um comportamento irresponsável de adolescente terá por consequência um carro permanentemente estacionado.

Raparigas Mais Velhas

334

Impõe-lhe nunca entrar num carro com uma rapariga ou rapaz em estado de embriaguez. Ela tem que saber que pode sempre chamar-te para a ires buscar, sem que lhe faças perguntas.

Raparigas Mais Velhas

Tem presente que muitas raparigas não sabem quando estão a fazer um drama por tudo e por nada e quando estão verdadeiramente aflitas.
Mas as mães atentas sabem.

Raparigas Mais Velhas

336

Lembra-te de que pode haver uma altura no liceu em que ela não compreenderá porque não pode ficar fora até às 6 da manhã, a namorar com um delinquente, estudar só uma hora por semana, ou ter uma vida à parte da família.

Não caias na armadilha do "eu só quero que ela seja feliz". A felicidade para ela é provavelmente dar umas baldas às aulas e guiar uma *scooter* aos dezasseis anos.

Raparigas Mais Velhas

338

Leva a tua filha ao ginecologista quando fizer dezoito anos. E aceita que escolha o dela, desde que vá regularmente à consulta.

Raparigas Mais Velhas

Em vez de começares a III Guerra Mundial por causa do quarto dela, limita-te a dizer-lhe que não haverá mais roupas novas até ela arrumar tudo que já tem.

Raparigas Mais Velhas

340

Ensina-a a mudar um pneu, a usar um berbequim, a aparar a relva do jardim. Ela nunca deverá depender de um homem para lhe fazer esse género de coisas.

Raparigas Mais Velhas

341

Inscrevam-se ambas num ginásio. O exercício far-te-á bem e ela aproveita o tempo para conversar contigo.

Quanto aos problemas de que ela te fala, a melhor maneira de a ajudares é ouvi-la, simplesmente.

Raparigas Mais Velhas

343

Se utilizares aquilo que ela te diz em confidência contra ela, estarás a cometer a maior das traições.

Raparigas Mais Velhas

344

Obriga-a a aplicar-se nas áreas da sua predilecção. Não deixes que fique só pela rama.

Raparigas Mais Velhas

Mas ela também pode ser suficientemente inteligente para frequentar cinco cursos especializados em simultâneo, mas não ter tempo nem energia para tanto. Ajuda-a a conhecer os seus limites.

Raparigas Mais Velhas

346

Nunca esqueças que uma filha confiante conhecerá sempre a reacção da mãe.

Raparigas Mais Velhas

347

Lembra-lhe que se ela não se sentir bem consigo própria, ninguém à volta dela se irá também sentir bem.

Raparigas Mais Velhas

348

Mostra-lhe como reconhecer situações perigosas; se ela sentir o coração a bater fora do compasso, é a altura de sair dali.

Raparigas Mais Velhas

Aponta-lhe opções que ela pode tomar para sair de situações arriscadas. Discutam-nas com frequência.

Raparigas Mais Velhas

350

Por mais difícil que seja, aceita as desculpas dela. Com afecto.

Admite que, apesar de todas as suas esquivas, maus humores e discussões, haverá alturas em que ela não deseja outra coisa que não seja falar com a mãe.

Raparigas Mais Velhas
352

Por vezes,
tudo o que podes fazer é estar ali.
Sem palavras.

Raparigas Mais Velhas

Dá-lhe uma verba para viagens de finalistas, para sapatos, jantares e outros extras. E que seja mais baixa do que a prestação da tua casa.

Raparigas Mais Velhas

354

Convence-te de que se ainda te queres envolver em todos os aspectos da vida dela, é porque realmente não tens mais que fazer.

Raparigas Mais Velhas

355

Diz-lhe que é uma grande ideia ter como amigos pessoas mais bem preparadas do que ela.

Raparigas Mais Velhas

356

Lembra-te de que chegará uma altura em que dirás,
"És *tu* que tens de descobrir".
Será difícil para ambas.

Raparigas Mais Velhas

357

Estimula-a a viajar.

Raparigas Mais Velhas

358

Oferece-lhe os grandes livros que desejas que leia um dia mais tarde.

Raparigas Mais Velhas

359

Previne-a acerca de se juntar a pessoas que pretendem apenas "matar o tempo".
Esta expressão diz tudo.

Raparigas Mais Velhas

360

Diz-lhe que tenha o cuidado de saber a quem confidencia a sua vida íntima.

Habitua-te a que possivelmente passarás a falar mais ao telefone com ela quando estiver na faculdade do que acontecia quando estavam debaixo do mesmo tecto.

Raparigas Mais Velhas

362

Diz-lhe que se não conseguir à primeira, que volte a tentar do modo como a mãe lhe disse para fazer.

Raparigas Mais Velhas

363

Estimula-a a resolver as suas querelas em minutos, e a não as deixar arrastarem-se semanas a fio.

Raparigas Mais Velhas

364

Se ela hesita na escolha entre um namorado e uma bolsa de estudos, insiste para que opte pela bolsa.

Raparigas Mais Velhas

365

Diz-lhe que não tenha a preocupação de ser melhor do que um homem. Basta que seja melhor como mulher.

Raparigas Mais Velhas

366

Lembra-lhe que a vida não é nada se não for uma aventura corajosa.

Raparigas Mais Velhas

367

Manda-a para o mundo preparada... com o livro de receitas da avó.

Raparigas Mais Velhas

368

Nunca deixes de lhe lembrar: tudo se resume a quem são os amigos dela.

Raparigas Mais Velhas

369

Compreende que por vezes ela não diga ou mostre que te ama. Mas ama.

Raparigas Mais Velhas

370

Avisa-a antes que desista dos seus sonhos por um emprego qualquer. Ou por um rapaz qualquer.

Raparigas Mais Velhas
....
371

Lembra-te que até as mulheres mais velhas precisam por vezes das suas mães.

Raparigas Mais Velhas
....
372

Não tenhas ciúmes de outros mentores dela. Sê grata.

Decide que não farás com que se sinta culpada por não telefonar ou aparecer mais vezes depois de sair de casa.

Raparigas Mais Velhas

374

Diz-lhe quanta alegria ela trouxe à tua vida.

Raparigas Mais Velhas

375

E, finalmente,

Raparigas Mais Velhas

376

Deixa-a ir.